Éditions Usborne

Qu'est-ce qu'il m'arrive ?

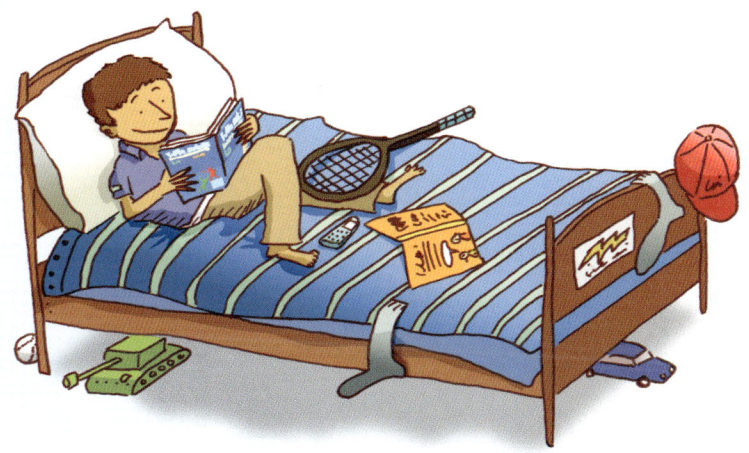

Alex Frith
Illustrations : Adam Larkum

Maquette : Neil Francis
Rédaction : Susan Meredith

Experts-conseil : Jeremy Kirk,
Michael J. Reiss et Katie Kirk

Pour l'édition française :
Traduction : Nathalie Chaput
Rédaction : Renée Chaspoul et Nick Stellmacher

Sommaire

Grandir 3
C'est la puberté 4
Plus grand, plus fort 6
Une voix d'outre-tombe 8
Au poil ! 10
Se raser 12
Les hormones en cause 14
Les transformations 16
Entre les jambes 18
L'érection 20
Tous différents 22
L'humeur 24
Pouvoirs et responsabilités 26
Les aliments 28
Bien se nourrir 30
Se bouger 32
Sentir le fauve ! 34
Le boutonneux ! 36
Les filles sont différentes 38
La puberté chez la fille 40
Un corps de femme 42
Une vie d'adolescente 44
Les pièges de la vie 46
Index 48

Grandir

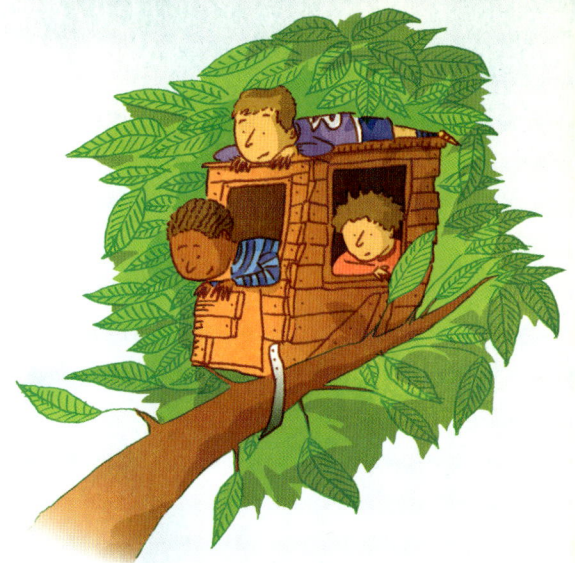

De la naissance à la mort, l'individu ne cesse d'évoluer dans son corps et dans sa tête. Il existe toutefois une période où il change de manière rapide et visible. Ce livre traite de la transition entre l'enfance et l'âge adulte.

Tu as peut-être déjà remarqué des changements en toi, ou peut-être pas. Chaque personne évolue à son rythme, mais ne sait pas à l'avance quand cela va arriver. Les pages suivantes te donneront une idée de ce qui va se passer.

Que tu fasses partie des gens qui ont hâte de grandir ou de ceux qui le redoutent, les changements interviennent progressivement, ce qui te laisse le temps de t'habituer.

Cette nouvelle phase dans ta vie s'appelle la puberté. Elle désigne la période où le développement sexuel a lieu, conduisant à la possibilité de procréer. Pour avoir des enfants, il faut faire l'amour, et ce livre aborde également la sexualité.

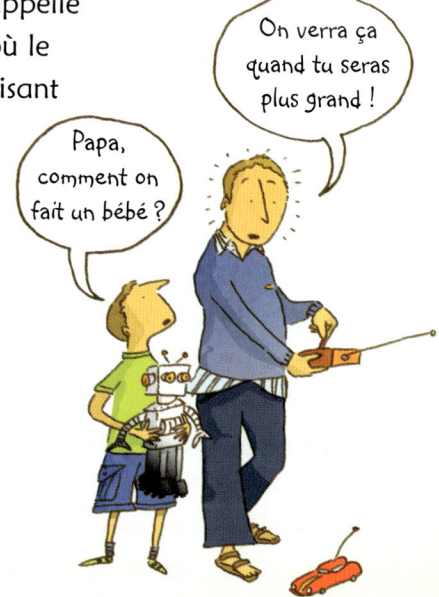

Tu verras, grandir n'est pas aussi difficile que les gens veulent te le faire croire ! Prends soin de toi, mange convenablement, fais de l'exercice et cultive l'amitié : voilà le secret.

C'est la puberté

La plupart des garçons remarquent que leur corps change quand ils ont 12 ans ou 13 ans. Mais pour certains cela arrive vers 10 ans et pour d'autres vers 16 ans. La puberté se termine en général à 18 ans, mais parfois un peu plus tard.

Le même âge et des corps différents

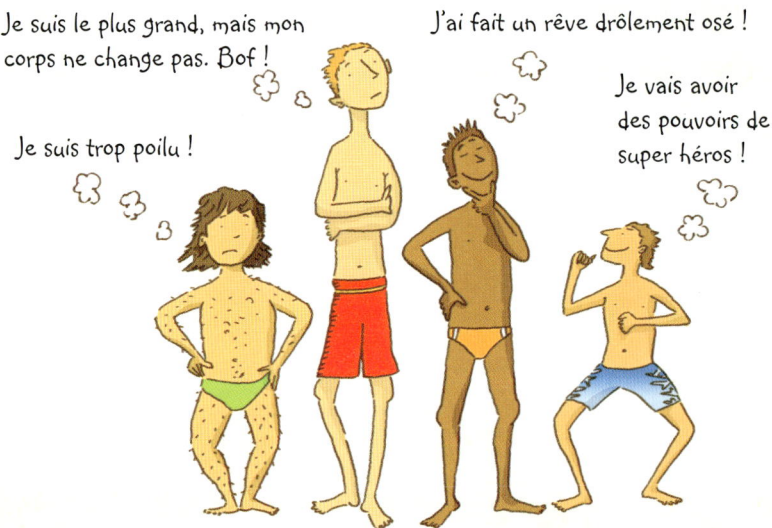

Regarde tes amis : vous formez un groupe soudé et pourtant, chacun est différent. Il y a le plus âgé, le plus petit, le plus gros, le plus poilu, etc. Vous avez tous l'âge de la puberté, mais tant que le corps n'est pas prêt, vous devrez attendre. Le premier en sera un peu gêné, le dernier un peu honteux, mais cela arrivera à tous, et tous vous finirez par être adultes !

Sache aussi que pendant la puberté, comme le corps dépense de grandes quantités d'énergie pour arriver à se transformer, il est normal de prendre du poids.

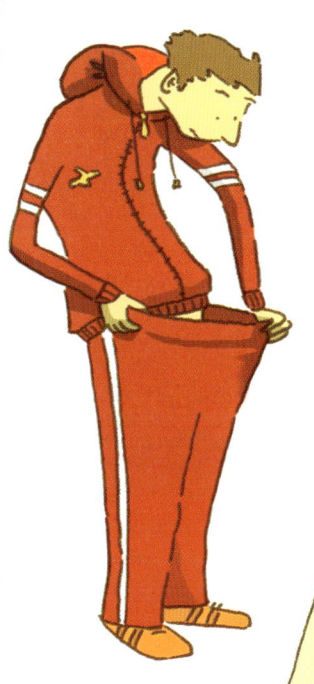

Les changements

Pour ne pas te laisser dans le flou, voici une liste des transformations qui t'attendent (la plupart arrivent en même temps, mais pas forcément dans cet ordre) :

- Le corps s'épaissit et s'allonge.
- Le visage s'allonge.
- Le corps se couvre de poils.
- La voix change de timbre.
- On transpire davantage et cela se sent !
- Pénis et testicules grossissent.
- Les testicules fabriquent des spermatozoïdes.
- Des boutons apparaissent (l'acné), les cheveux et la peau graissent.

Certains changements sont visibles et impossibles à cacher. D'autres sont plus discrets et tu ne les remarqueras peut-être que si quelqu'un les mentionne.

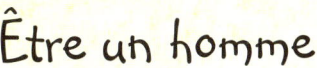

S'il te plaît, mets du déodorant !

Être un homme

Ces changements ont beau te faire ressembler à un adulte, il faudra attendre encore quelques années pour qu'on te traite en tant que tel. Dans beaucoup de pays du monde, on n'est considéré comme un adulte qu'à l'âge de 18 ans, même si on a l'impression de l'être avant. Et avoir le corps d'un homme ne signifie pas qu'on en est un !

Plus grand, plus fort

« On dirait que tu as grandi... » On a dû te faire cette remarque bien des fois, et tu risques de l'entendre tout le long de ton adolescence. La croissance est l'un des signes les plus évidents de la puberté. Elle peut soudain s'accélérer et s'effectuer aussi par poussées.

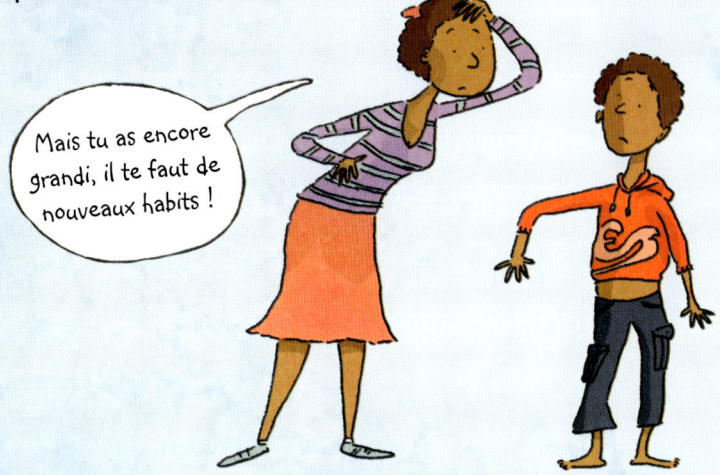

Une poussée de croissance

En général, le garçon se met à grandir à 14 ans. Cependant, cette croissance peut survenir plus tôt ou plus tard. L'allongement de la taille – de 7 cm à 12 cm d'un seul coup en un an n'est pas rare – s'effectue par poussée. Plus la croissance débute tôt, plus elle s'arrête tôt. Mais chez certains garçons, la poussée de croissance se fait plus tard : ces retardataires rattrapent souvent les autres et parfois les dépassent. D'autres garçons grandissent, eux, de façon plus régulière.

Ces modifications morphologiques ne sont pas seulement extérieures : les os, les muscles et les organes internes se transforment eux aussi, tandis que les épaules s'élargissent, permettant ainsi de développer une force musculaire capable d'équilibrer ce brusque allongement. La croissance se termine normalement vers l'âge de 20 ans.

Une drôle de silhouette !

Au début de la puberté, les mains et les pieds, puis les bras et les jambes et enfin le corps en entier se modifient et croissent. Tu prends des allures de grand dadais. Sans compter que le nez et la mâchoire se transforment également, te faisant ressembler à un Picasso. Ne t'inquiète pas, bien souvent, les autres ne s'aperçoivent de rien !

Monsieur Muscle

La force et la taille de chacun dépendent de l'hérédité. Certains garçons sont plus costauds que d'autres, simplement parce que leurs parents leur ont transmis des os et des muscles d'athlète. Toutefois, l'hérédité n'explique pas tout. Il faut également manger sainement et faire chaque jour un peu d'exercice.

La poitrine

Hein, quoi, la poitrine, c'est pour les filles ! Oui. Enfin non. En réalité, environ la moitié des adolescents développe une légère augmentation des seins. Cette poitrine est tendre et passagère. Elle régressera à mesure que tu grandis et ne signifie pas que tu changes de sexe !

Une voix d'outre-tombe

L'une des étapes les plus remarquées lors de la puberté est le changement du timbre de la voix, ou mue. Quand on parle, des sons se forment dans le larynx, une partie de la gorge. À l'adolescence, le larynx grossit et se transforme, tandis que les cordes vocales qu'il renferme s'allongent et épaississent.

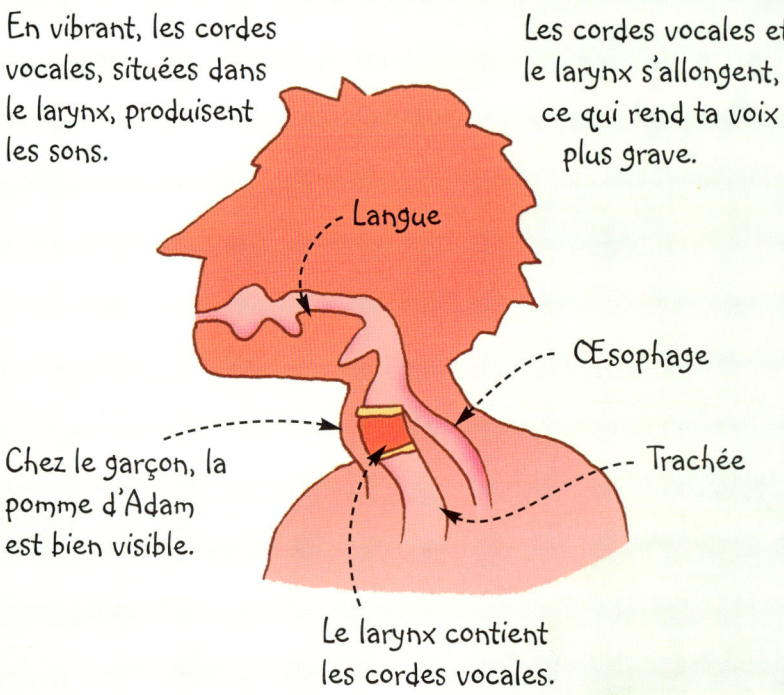

En vibrant, les cordes vocales, situées dans le larynx, produisent les sons.

Les cordes vocales et le larynx s'allongent, ce qui rend ta voix plus grave.

Langue

Œsophage

Chez le garçon, la pomme d'Adam est bien visible.

Trachée

Le larynx contient les cordes vocales.

Une voix timbrée !

Le timbre de la voix est lié à l'épaisseur des cordes vocales, ce qui fait que la voix devient plus grave, plus profonde, plus mâle ! Mais ce phénomène est progressif, et elle semble parfois se briser, se casser. Elle passe par des sonorités graves, rauques même, ou au contraire aiguës (avec une limite toutefois). En réalité, la voix cherche à se stabiliser pour adopter un timbre moins caverneux.

Du grave à l'aigu

Le phénomène de la mue prend un certain temps, le temps qu'il faut à la gorge pour s'habituer aux muscles plus gros du larynx. Avant de finir de muer, la voix peut en effet varier de façon incontrôlable. Tu seras toi-même surpris par la façon dont, en plein discours, elle peut soudain passer du grave à l'aigu (surtout si tu es énervé). Pas de panique ! C'est souvent drôle et cela arrive à tous les garçons.

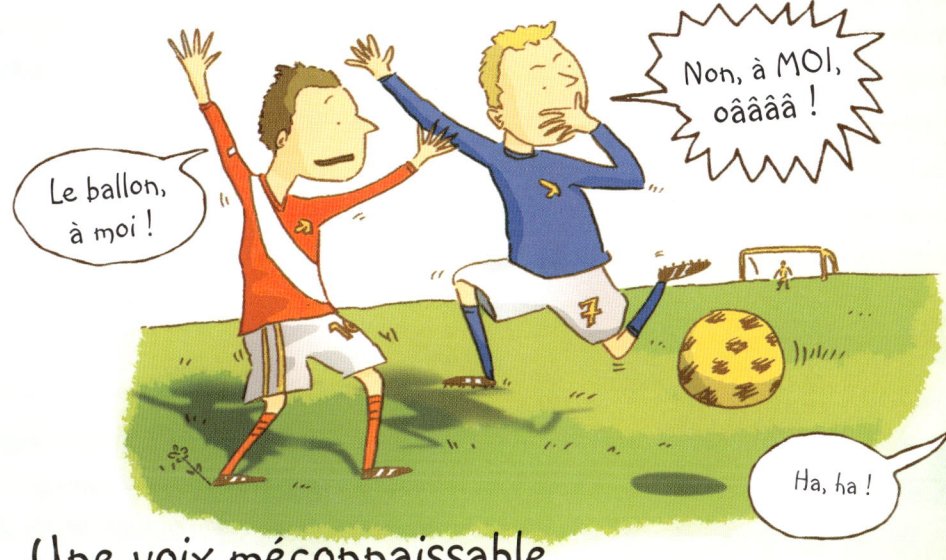

Une voix méconnaissable

Avec le temps, le timbre de la voix finit par se fixer et ta voix d'enfant va se transformer en une voix grave d'adulte. Tu ne t'en rendras peut-être pas compte toi-même, mais quelqu'un qui ne t'a pas entendu depuis un an ou deux peut, par exemple au téléphone, te confondre avec ton père.

Là encore, le phénomène de la mue chez les garçons ne se produit pas toujours au même âge, cela peut arriver plus tôt ou plus tard. Mais tous se retrouvent à la fin avec une voix plus grave, même les filles (mais de façon moins marquée).

Au poil !

Voir peu à peu son corps se couvrir de poils est une expérience inoubliable ! Tes amis aussi vont développer une certaine pilosité, mais pas tous en même temps ni aux mêmes endroits. En général, voici à quoi t'attendre :

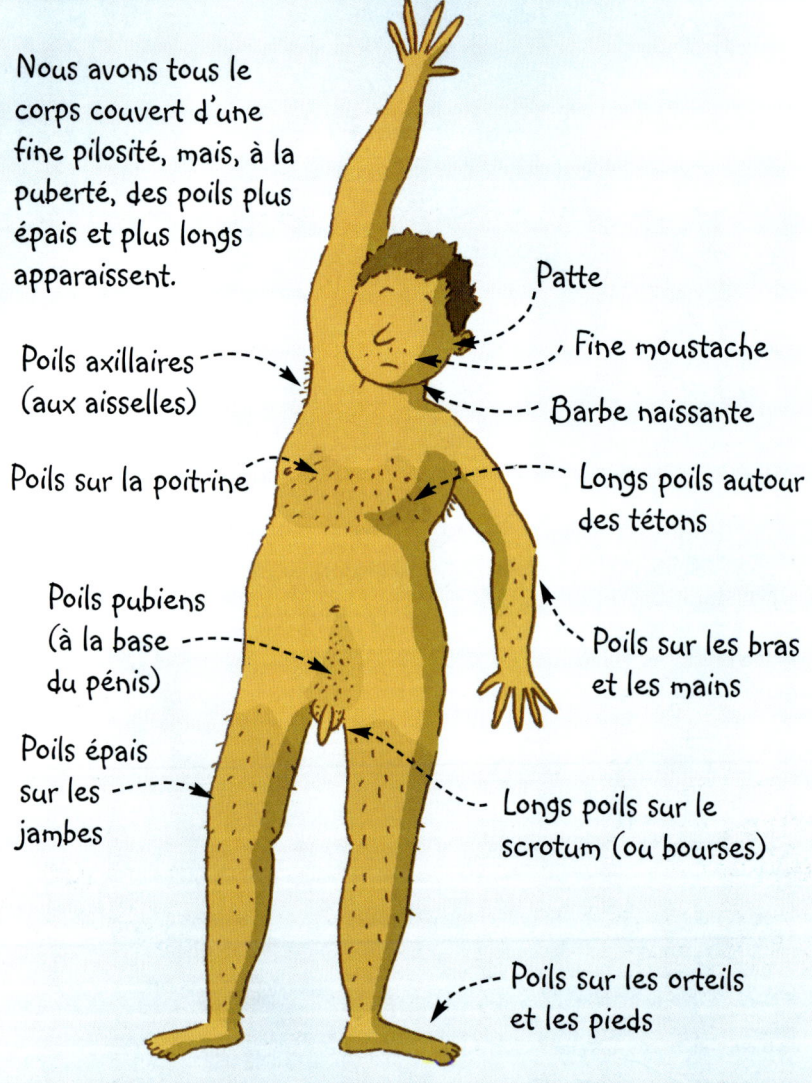

Nous avons tous le corps couvert d'une fine pilosité, mais, à la puberté, des poils plus épais et plus longs apparaissent.

Poils axillaires (aux aisselles)

Poils sur la poitrine

Poils pubiens (à la base du pénis)

Poils épais sur les jambes

Patte

Fine moustache

Barbe naissante

Longs poils autour des tétons

Poils sur les bras et les mains

Longs poils sur le scrotum (ou bourses)

Poils sur les orteils et les pieds

Si tu te rases les poils, tu constates qu'ils reviennent en quelques jours, sans compter que, la première fois, cela démange !

Des poils partout !

Peu après le début de la puberté, les aisselles et la base du pénis se couvrent de poils. Plus tard, une pilosité apparaît aussi sur le visage, la poitrine et en d'autres endroits inattendus. Certains garçons en sont toutefois dépourvus. Les poils pubiens sont les premiers à pousser. D'abord fins et peu étendus, ils épaississent, bouclent et s'étalent environ un an plus tard.

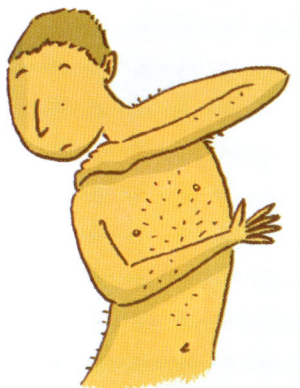

Les poils peuvent se déployer sur tout le corps, même dans les endroits les moins visibles : sur les épaules, sur le dos, autour des fesses, mais aussi à l'intérieur du nombril, et dans les narines et les oreilles.

Le poil charmant !

Le grand dadais se transformerait-il en loup-garou ? Non, bien sûr, car seuls les cheveux (qui sont des poils) peuvent atteindre une certaine longueur, les autres poils du corps restant courts. Il peut arriver que tes amis se vantent de leur abondance de poils, alors que toi, tu en as très peu... Ne t'inquiète pas ! Le degré de pilosité varie selon les individus, mais chacun peut trouver sa chacune, car le charme ne loge pas dans le poil !

La barbe et les poils ne sont pas forcément de la même couleur que les cheveux. Les blonds, par exemple, peuvent avoir des poils pubiens foncés. En outre, les poils de ceux dont la pilosité est très claire vont à peine se remarquer.

Se raser

Lorsque ta barbe commence à pousser, tu peux décider de te raser, d'autant plus que les quelques poils qui parsèment tes joues sont peu esthétiques. Mais ce n'est pas obligatoire.

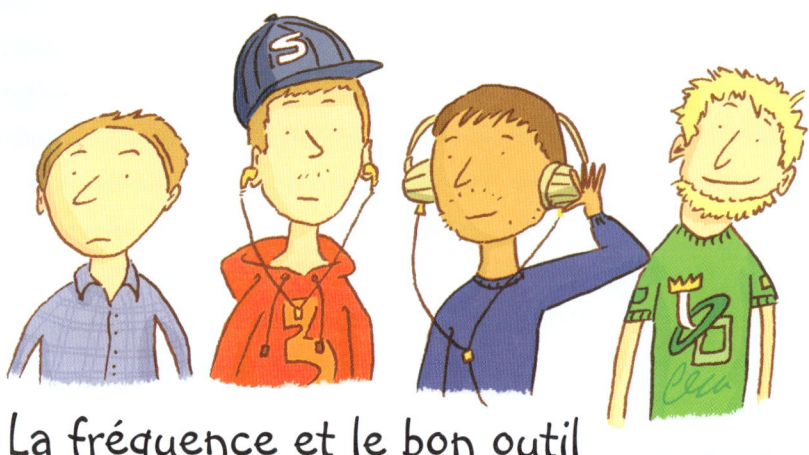

La fréquence et le bon outil

Certains garçons arborent rapidement une belle barbe, mais chez la plupart, au début, les poils poussent lentement. En général, cela commence par une fine moustache, qu'il faudra peut-être raser plus souvent que la barbe naissante. Comme, après le rasage, les poils repoussent plus drus, la plupart des hommes se rasent lorsque les poils « piquent » sous les doigts, en général une fois pas jour. Mais, au début, une fois par semaine suffit. Ne te rase pas si tu n'as pas de poils, car la peau va s'irriter inutilement.

Tu n'as pas besoin d'eau si tu utilises un rasoir électrique. Son emploi est rapide. Avec un rasoir mécanique, jetable, l'eau chaude et la mousse permettent un meilleur rasage de près.

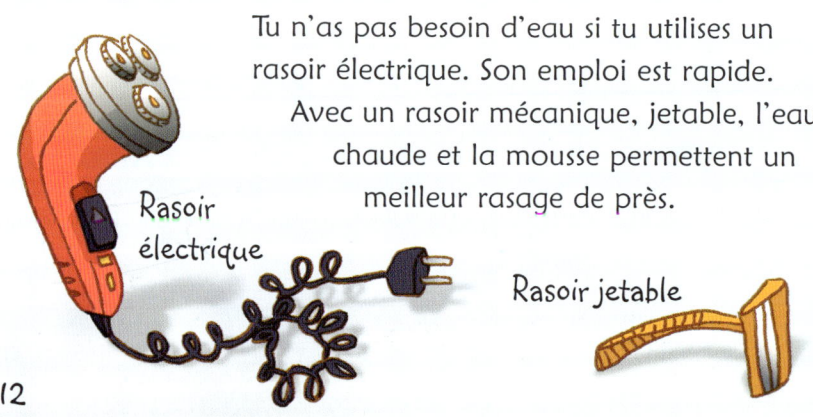

Rasoir électrique

Rasoir jetable

Le rasage mécanique

Pour te raser, utilise toujours une lame propre. Le premier rasage se fera sans douleur si tu suis ces quelques conseils :

* Regarde ce que tu fais dans une glace !
* Prépare ta peau avec de la mousse ou du gel.
* Appuie la lame sur ta joue et fais-la glisser dans le sens de la pousse du poil.
* Après chaque passage, rince la lame sous un filet d'eau chaude.
* Si le résultat n'est pas net, répète dans le sens opposé à la pousse du poil.

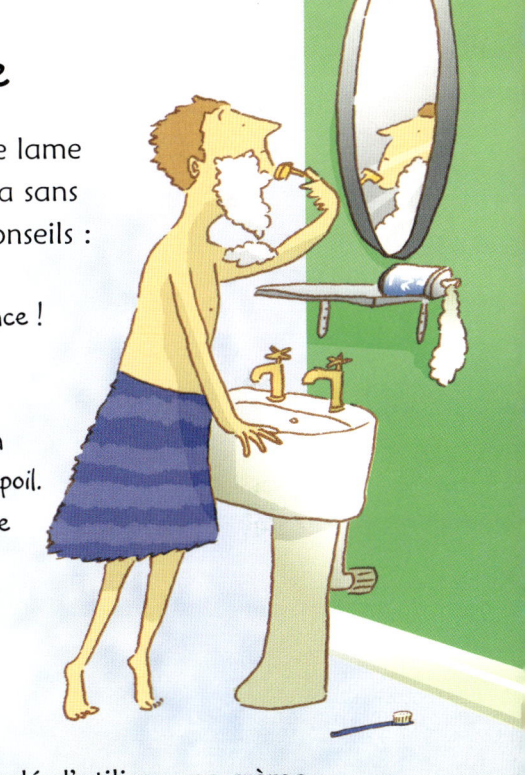

Après le rasage, il est recommandé d'utiliser une crème hydratante ou une lotion après-rasage. Attention, certaines lotions alcoolisées peuvent piquer, surtout si tu t'es coupé !

Coupures et grains de beauté

En se rasant, il est fréquent de se couper. Heureusement, ce n'est pas douloureux et il suffit d'ôter la crème de rasage et d'appuyer un bout de coton sur la blessure jusqu'à ce que le sang ne coule plus.

Si tu as des grains de beauté poilus, attention de ne pas passer le rasoir dessus, car ils peuvent saigner. Sers-toi de ciseaux fins pour couper les poils.

Les hormones en cause

Les changements survenant à la puberté sont dus à des substances chimiques fabriquées par le corps : les hormones. Il en existe de toutes sortes. Elles circulent dans le sang pour transmettre des messages. Ainsi, la fameuse testostérone est l'une des principales hormones qui amorce la croissance chez le garçon.

Tout dans la tête !

Le corps ne produit pas de testostérone tant qu'il ne reçoit pas un signal émis par le cerveau. Mais, une nuit, pendant le sommeil, une partie du cerveau, l'hypothalamus, va se mettre à synthétiser une hormone, la gonadolibérine, ou GnRH.

Une fois libérée en quantité suffisante, la GnRH stimule la glande hypophysaire, qui, à son tour, produit deux autres hormones : l'hormone lutéinisante, ou LH, et l'hormone folliculostimulante, ou FSH. Ces hormones agissent directement sur les testicules : voilà enfin reconnu le rôle de ces deux glandes enfermées dans un sac de peau, le scrotum, et suspendues entre tes jambes !

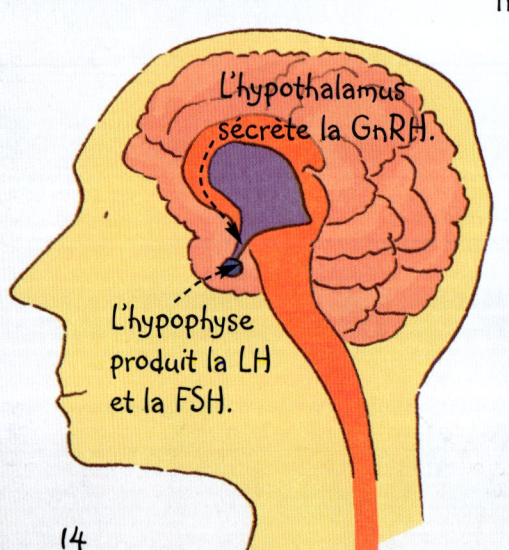

L'hypothalamus sécrète la GnRH.

L'hypophyse produit la LH et la FSH.

Tout dans les testicules !

La LH et la FSH agissent sur les testicules pour qu'ils produisent le sperme ainsi que les hormones sexuelles mâles, appelées androgènes (comme la testostérone).

Les androgènes sont à l'origine des caractères physiques masculins (mue de la voix, croissance des os, etc.), mais, avec d'autres hormones, ils sont aussi responsables de l'humeur.

Les androgènes sont présents dans le sang toute la vie et leur quantité dépend de l'état des testicules. Si les coups bas font si mal, c'est qu'il faut protéger cette partie de ton anatomie !

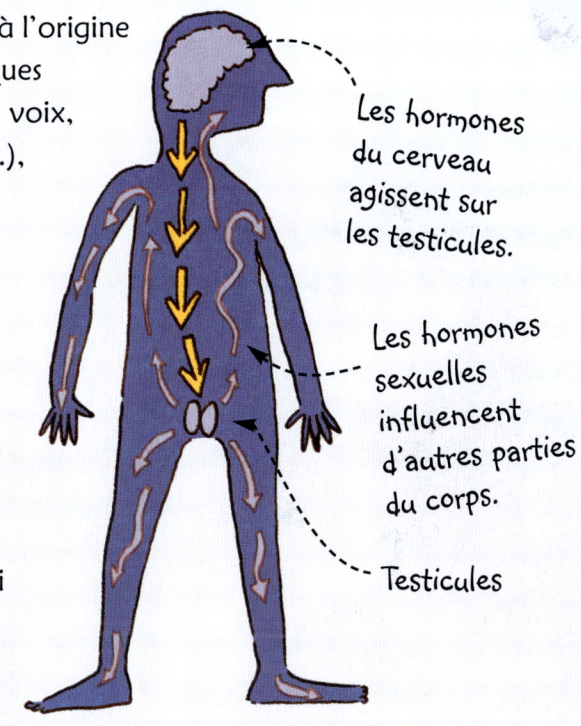

Les hormones du cerveau agissent sur les testicules.

Les hormones sexuelles influencent d'autres parties du corps.

Testicules

Fille ou garçon ?

C'est peut-être surprenant, mais les filles produisent de la testostérone et les garçons des hormones sexuelles féminines ! Voilà pourquoi, sous la soudaine montée d'hormones, certains garçons développent une petit poitrine provisoire. En réalité, tout est une question de dosage. Mais à bien des égards, les filles et les garçons ne sont pas si différents !

Les transformations

La puberté est la période durant laquelle l'être humain va acquérir la capacité de se reproduire. Cela n'a rien à voir avec les cigognes ou autres histoires inventées par des adultes qui n'osent pas aborder la sexualité avec leurs enfants !

La vérité nue

Pour concevoir un bébé, il faut qu'une cellule reproductrice mâle, ou spermatozoïde, rencontre un ovule, une cellule reproductrice femelle, et s'unisse à lui. L'union a lieu dans le corps de la femme lorsque le couple fait l'amour. Voici comment.

Il faut d'abord des préliminaires. Ainsi, les baisers et les caresses préparent les partenaires à l'acte sexuel. Sous l'effet de l'excitation, le pénis du garçon s'allonge, durcit et se redresse : c'est l'érection. Chez la femme, le vagin, un conduit interne situé dans le bas du ventre et terminé par un orifice qui s'ouvre entre les jambes, libère un peu de sécrétions lubrifiantes afin d'accueillir le pénis.

Spermatozoïde

Lors des frottements entre le pénis et le vagin, il y a émission par le pénis de liquide séminal, ou sperme : c'est l'éjaculation. Des millions de spermatozoïdes se mettent à nager à la rencontre d'un ovule. Si l'un d'entre eux réussit à fusionner, la fécondation, ou conception d'un bébé, débute.

Un seul spermatozoïde s'unit à l'ovule.

Sexualité et sentiments

L'acte sexuel ne sert pas seulement à faire des bébés. L'expression « faire l'amour » signifie que les partenaires expriment mutuellement l'affection profonde qu'ils se portent. Le sexe rend heureux, sauf si les sentiments ne sont pas partagés ni sincères, ou que l'acte sexuel est contraint.

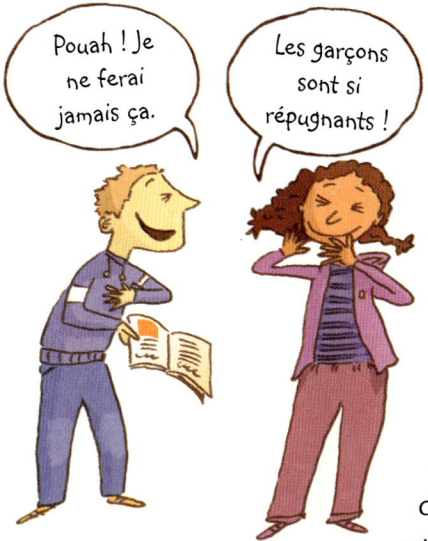

Une étrange attirance

Tout ce qui touche au sexe peut te sembler encore assez déroutant et répugnant. Tu peux aussi être persuadé que personne ne voudra jamais de toi. Heureusement, en grandissant, non seulement on devient plus attirant, mais on est aussi plus attiré par les autres.

Sexualité et reproduction

De nos jours, la reproduction et la sexualité sont séparées. Pour faire l'amour sans risque que la fille tombe enceinte, il suffit de prendre des précautions. C'est la contraception. Le préservatif est un des moyens contraceptifs existants. Cet étui de fin caoutchouc que le garçon enfile sur son pénis avant de l'introduire dans le vagin de sa compagne garde prisonnier le sperme libéré contenant les spermatozoïdes.

Préservatif

Entre les jambes

Pour un garçon, grandir, c'est remarquer qu'il se passe des choses entre ses jambes ! C'est là que se trouvent les organes génitaux, qui permettent de faire l'amour mais également de se reproduire.

De plus près

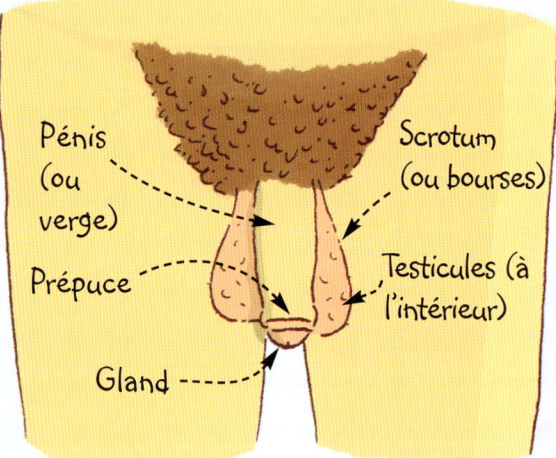

À la fin de la puberté, le garçon est pourvu de tous ses poils pubiens, son pénis a doublé de taille, ses testicules sont jusqu'à dix fois plus gros et ils émettent du sperme.

Le testicule gauche pend souvent davantage que le testicule droit, car, ainsi, ils ne se cognent pas. Et s'ils sont suspendus à l'extérieur du corps dans le scrotum, c'est parce que la température interne est trop élevée pour la survie des spermatozoïdes. D'ailleurs, quand il fait froid, le scrotum se rétracte pour placer les testicules plus près du corps et garder les spermatozoïdes à la bonne température. Avec le froid, le pénis aussi rétrécit.

L'extrémité pourpre et arrondie du pénis est le gland. Très sensible, il est protégé en partie ou en entier par un capuchon de peau, le prépuce (voir aussi page 22).

À l'intérieur

Chez l'homme, les testicules matures produisent 2 000 spermatozoïdes par seconde — un nombre effarant, car si la durée de vie des spermatozoïdes n'est que de quelques jours, leur renouvellement est continu toute la vie ! Puis les spermatozoïdes quittent les testicules pour rester dans les canaux spiralés de l'épididyme.

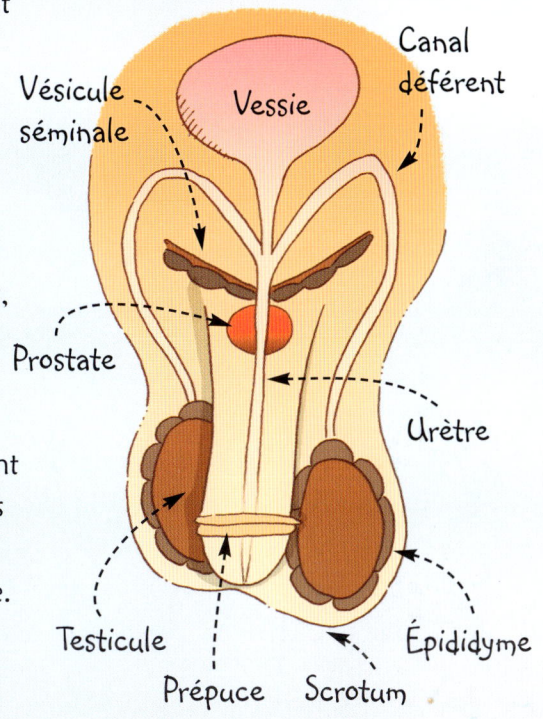

À maturation, ils sortent et empruntent les canaux déférents. En même temps, les vésicules séminales et la prostate fabriquent des liquides dans lesquels ils nagent et qui les rendent plus actifs. Le mélange des spermatozoïdes et des sécrétions forme le sperme.

L'éjaculation

Le sperme passe dans l'urètre et jaillit en saccades hors du gland du pénis : c'est l'éjaculation. À chaque saccade, la quantité éjaculée est en général de l'ordre d'une cuillère à café et contient des millions de spermatozoïdes. L'éjaculation ne peut se produire que si le corps a fabriqué du sperme.

L'urètre est le canal qui sert aussi à évacuer l'urine. Mais ne t'inquiète pas, le sperme et l'urine ne se mélangent jamais, car un muscle situé sous la vessie bloque le passage de l'urine dans l'urètre quand le sperme l'emprunte !

L'érection

Tu as l'habitude que ton pénis pende entre tes jambes, mais, parfois, il durcit et se redresse. C'est ce que l'on appelle une érection. Celle-ci va te permettre d'émettre du sperme, c'est-à-dire d'éjaculer.

Certains garçons ont des érections à un âge précoce. En outre, lors de la puberté, la plupart ont des érections quotidiennes. C'est un phénomène courant durant cette période.

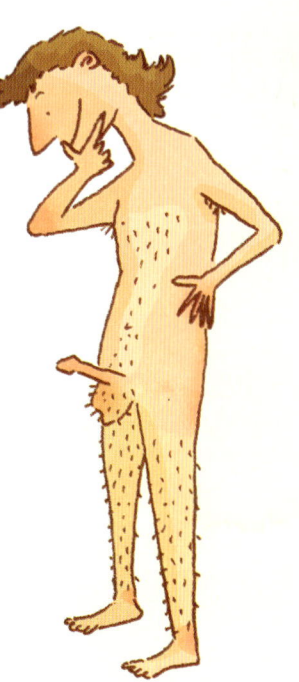

Le mécanisme

Au repos, le sang circule normalement dans les vaisseaux sanguins qui irriguent le pénis. Mais lors de l'érection, une valve laisse entrer davantage de sang qu'il n'en sort. Le tissu érectile qui recouvre le pénis, comparable à une éponge, se gorge alors de sang : tu sens ton pénis se dilater et se rigidifier. Au bout d'un moment, la valve s'ouvre et laisse s'écouler de nouveau le sang. Le pénis redevient flasque.

Penser au sexe ou simplement voir une personne qui t'attire peut te faire entrer en érection. Toutefois, ton pénis se redresse souvent sans raison ou quand ce n'est pas le moment ! En réalité, le cerveau et le corps doivent s'habituer à l'apport de ces nouvelles hormones.

Tu vas redescendre !

Avoir une érection quand ce n'est pas le moment peut être gênant et te mettre mal à l'aise rien qu'à l'idée que tout le monde s'en aperçoive. Pour éviter de te retrouver dans l'embarras, il vaut mieux porter des habits amples, tels que caleçons et pantalons larges. Pense aussi que ce n'est qu'une question de minutes et essaie de te concentrer sur autre chose. Mais c'est plus facile à dire qu'à faire !

Les fluides corporels

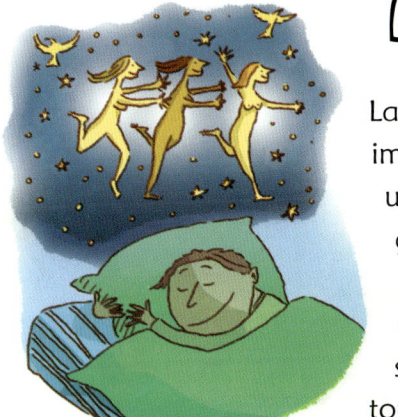

La première éjaculation est souvent imprévue ; elle laisse toutefois un sentiment agréable. Certains garçons, mais pas tous, s'aperçoivent le matin, à leur réveil, qu'ils ont éjaculé pendant leur sommeil, suite à un rêve plaisant, mais pas toujours érotique. Ils retrouvent des traces sur leur pyjama ou dans les draps. C'est du sperme et cela ne tache pas. Un peu d'eau suffit à le faire partir.

Dès que son corps se met à produire du sperme, le garçon peut frotter son pénis de haut en bas et éjaculer. Cela s'appelle la masturbation. C'est un acte tout à fait naturel que certains garçons pratiquent chaque jour pour se sentir bien. Le sentiment de plaisir qu'ils éprouvent alors s'appelle l'orgasme. L'orgasme a lieu quand les muscles du pénis se contractent et qu'il y a expulsion de sperme avec une force plus ou moins grande. Mais tous les garçons ne ressentent pas le besoin de se masturber, et ce n'est pas nécessaire.

Tous différents

Dans les vestiaires ou sous la douche, tu n'as pu t'empêcher de jeter un coup d'œil curieux sur le pénis de tes camarades. Il n'y a là rien de répréhensible et cela te permet de constater que vous êtes tous différents.

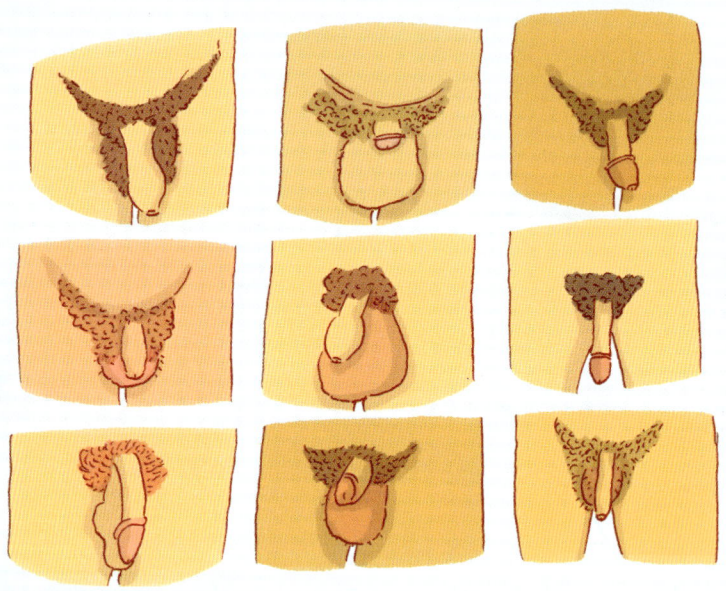

Prépuce ou pas prépuce

À la naissance, tous les petits garçons possèdent un prépuce, un repli de la peau qui recouvre plus ou moins le gland. Mais dans certains pays et pour des raisons religieuses, en général quelques jours après la venue au monde, on procède parfois à l'ablation du prépuce, ou circoncision. Que tu sois circoncis ou non, ton pénis fonctionne exactement comme celui de tous les hommes.

Chez les garçons non circoncis, lors de l'érection, le prépuce découvre légèrement le gland. Si le prépuce enserre fortement le gland, il se détendra avec l'âge.

Qui a le plus gros ?

Presque tous les garçons, surtout les adolescents, s'inquiètent de la taille de leur pénis. Au repos, il est flasque et change souvent de dimension. Il se rétracte, parfois beaucoup quand il fait froid, ou s'allonge. En revanche, un pénis en érection reste stable. S'il a déjà une grande taille, il va durcir et se redresser, mais sans beaucoup changer par rapport à sa taille habituelle.

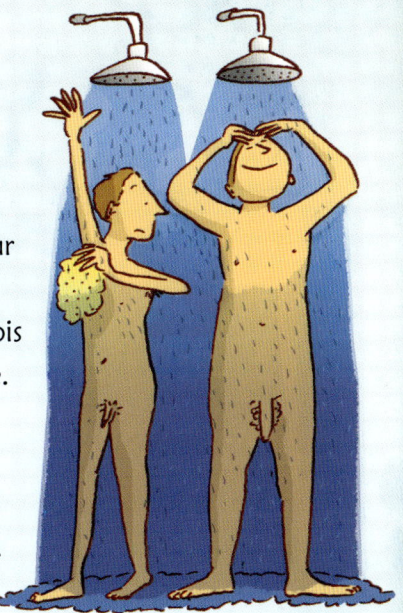

Il n'y a rien que tu puisses faire pour allonger ton pénis. Mais ne t'en fais pas, car c'est un sujet de railleries entre garçons qui intéresse souvent bien peu les filles.

Des courbures

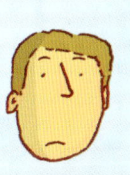
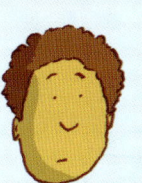

Surtout quand il est en érection, il n'est pas rare que le pénis se courbe vers la droite, la gauche ou le haut. Il en est ainsi pour tous les garçons, mais de façon plus ou moins visible, et tout cela est normal. En revanche, il est impossible de courber un pénis droit ou de redresser un pénis courbé.

Des bosses et des taches

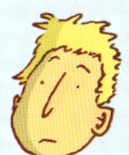
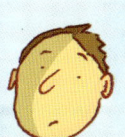

En y regardant de plus près, tu t'apercevras que la peau de ton pénis et du scrotum est bosselée et tachée. C'est courant. Il ne faut pas t'en inquiéter, sauf si les marques s'agrandissent ou te démangent. Dans ce cas, consulte un médecin.

L'humeur

Grandir dans son corps et dans sa tête peut parfois rendre d'humeur maussade. Les transformations physiques et psychologiques dues à l'afflux d'hormones entraînent des émotions nouvelles. Tu es également confronté à tes premières responsabilités en tant que jeune adulte. Cela t'aidera peut-être de savoir que cette période de la vie n'est facile pour personne.

Les amis

Se faire des amis ne va pas toujours de soi. La timidité de chacun, même cachée, empêche souvent de nouer des contacts. En général, la gentillesse appelle la gentillesse, et beaucoup d'entre nous aiment aussi appartenir à un groupe, car les amis rendent le quotidien plus agréable. Il arrive même que nous soyons gouvernés par l'envie d'être semblables aux autres. Or rien ne t'oblige à faire comme tout le monde et tu as tout à fait le droit de refuser ce qui ne te plaît pas.

Les parents

En grandissant, il est normal d'avoir des discussions houleuses avec tes parents. Ils te respectent, mais oublient combien tu as grandi et ont du mal à accepter que tu es capable de prendre des décisions.

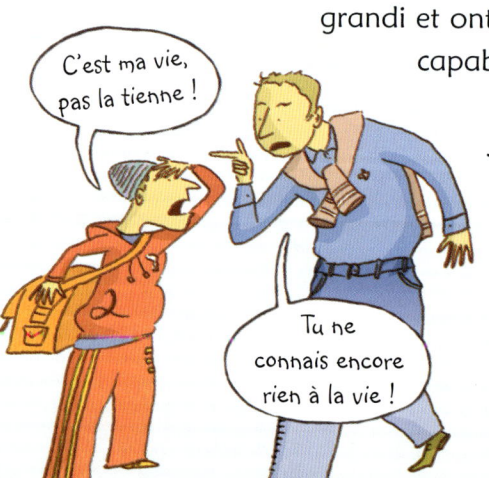

Jusqu'à présent, ils t'ont fixé des limites uniquement dans le but de te protéger. Même si tu te sens frustré, cherche à établir un compromis entre ce que tu veux vivre et essayer de gagner leur confiance.

Des fantasmes à revendre

Grandir, c'est également ressentir ses premières attirances sexuelles et imaginer embrasser quelqu'un ou le caresser, ou simplement être à ses côtés. Ce sont des rêves érotiques, ou fantasmes, qui, même s'ils sont parfois étranges, n'en restent pas moins sains et naturels. Appartenant au monde intime de tout garçon ou fille, surtout lorsqu'ils se masturbent, ils permettent d'explorer les émotions qui les envahissent.

L'adolescence est l'âge des premiers rendez-vous et des premiers baisers, mais ne cherche pas à imiter les autres et n'accepte que si tu te sens prêt.

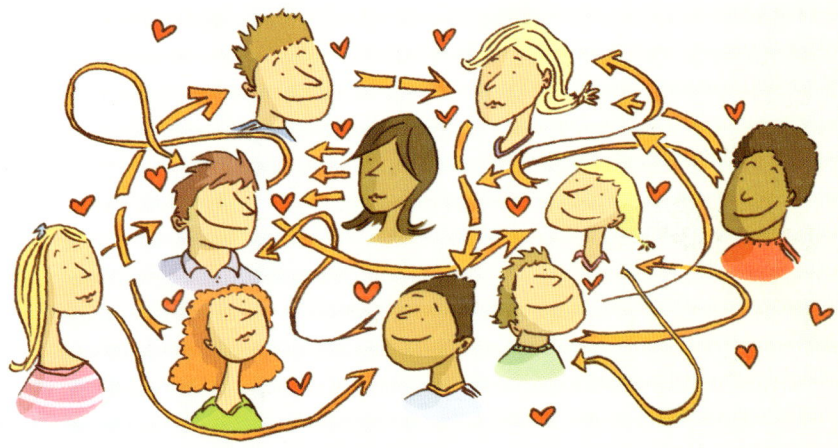

Beaucoup de garçons se demandent s'ils sont gays, car ils ressentent une forte attirance sexuelle pour un autre garçon. Cela peut être déroutant, car il est courant à cet âge d'être attiré par quelqu'un du même sexe, et rien n'empêche un garçon de fantasmer sur un autre garçon et sur une fille. En grandissant, toutefois, tu finiras par y voir plus clair. Même si, entre garçons, l'homosexualité reste un sujet de moqueries, être gay n'a rien de criminel et la société d'aujourd'hui l'accepte mieux qu'autrefois.

Pouvoirs et responsabilités

À la fin de la période de la puberté, l'adolescent est capable de choses inconcevables auparavant. Mais ces nouveaux pouvoirs signifient également de nouvelles responsabilités.

La grossesse

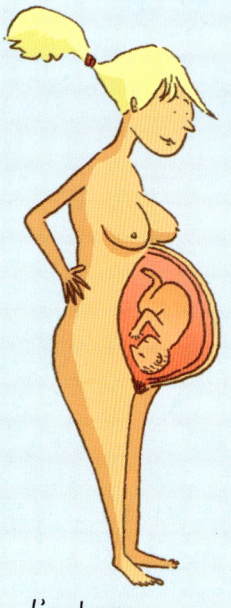

L'embryon devient fœtus.

Avoir des rapports sexuels non protégés peut entraîner une grossesse. La femme est enceinte et, pendant neuf mois, d'abord un embryon puis un fœtus se développe dans son ventre. L'homme n'a pas cette faculté, mais dès qu'il est apte à fabriquer des spermatozoïdes, il peut féconder une femme en lui faisant l'amour. Comme sa compagne, il est responsable du bébé à venir.

Le plaisir de faire l'amour ne doit pas faire oublier les responsabilités qui en découlent s'il y a un bébé !

Plus fort, plus grand, plus rapide

À l'adolescence, le corps se développe et se fortifie. En conséquence, on court plus vite, on soulève des poids plus lourds et on donne aussi des coups plus forts qu'auparavant. C'est à la fois excitant et dangereux pour soi et pour les autres. Il faut faire attention de ne blesser personne, de ne rien casser et apprendre également à se maîtriser !

Je suis AdoMan ! Admirez mes exploits !

L'identification

S'identifier à un modèle permet parfois de mieux grandir. Tu peux par exemple prendre pour modèle ton frère aîné, un ami d'école ou une célébrité. Cependant, s'identifier ne signifie pas devenir l'autre. Chacun est différent, avec ses qualités et ses défauts, et finit par trouver sa niche.

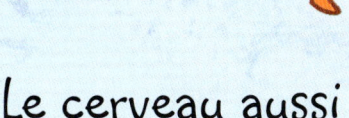

Il ne faut pas te forcer à être quelqu'un d'autre, ni culpabiliser si tes centres d'intérêt ne sont pas partagés par tes amis. Apprends à être à l'aise avec toi-même.

Le cerveau aussi

Ce livre traite principalement des changements physiques qui surviennent pendant la puberté, mais il ne faut pas oublier que l'esprit aussi subit quelques transformations.

Le cerveau doit apprendre à s'habituer aux modifications subies par le corps, par exemple si tu fais du sport ou que tu chantes. Lui aussi est sensible aux hormones qui t'envahissent, ce qui peut t'empêcher parfois de te concentrer. Tes pensées seront également davantage tournées vers des choses d'adulte, en particulier la sexualité. Cependant, il est important que tes rêveries et tes émotions ne te fassent pas oublier ta famille et tes amis, et que ton travail scolaire n'en soit pas affecté.

Les aliments

Crois-le ou non, mais tu supporteras bien mieux les transformations subies à la puberté si tu manges sainement ! La nourriture fournit l'énergie dont a besoin le corps pour se développer. En outre, une alimentation équilibrée permet de rester en bonne santé et de mieux lutter contre les maladies.

Les groupes d'aliments

Une nourriture variée fournit les nutriments indispensables à une bonne santé. Les diététiciens divisent les aliments en cinq groupes :

1. **Pain, pommes de terre, riz, pâtes et céréales**
   Ce sont des féculents. Riches en glucides, ils ont une grande valeur énergétique.

2. **Fruits et légumes (frais, congelés, secs ou en conserve)**
   Il est conseillé d'en manger au moins cinq portions par jour. Ils fournissent les vitamines, les minéraux et les fibres recommandés pour se protéger des maladies. Contrairement aux pommes de terre, les lentilles et les haricots secs appartiennent à ce groupe.

3. **Viande, poisson, œufs, fruits oléagineux (noix, etc.)**
   Consommés en quantité modérée, ces aliments apportent des protéines, essentielles à la croissance.

4. **Lait, fromage et yaourts**
   À consommer en quantité modérée. Ces aliments contiennent du calcium, contribuant à la fortification des os et des dents.

5. **Graisse et/ou sucre**
   Il n'est pas conseillé de manger trop d'aliments gras ou sucrés, comme la pâtisserie, les gâteaux secs, les bonbons et les crèmes glacées.

Les quantités

Pendant la puberté, pour faire face à une croissance rapide, un garçon doit consommer autant qu'un adulte, et même plus. Il doit se laisser guider par la faim et non par la mode. Mange quand tu as faim, mais arrête dès que ton estomac est calé. Tu vas prendre du poids pour compenser l'allongement et la musculation de ton corps, même si tu ne grossis pas.

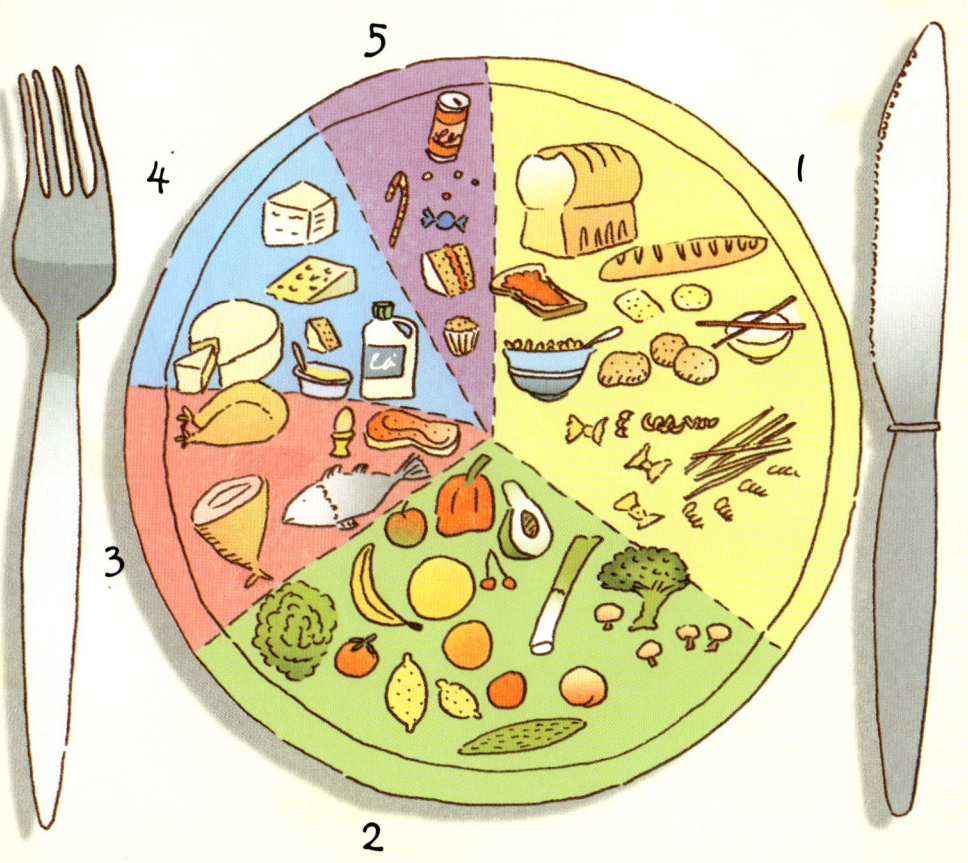

Ce camembert te permet de savoir quelle quantité d'aliments de chaque groupe tu dois consommer. Les groupes 1 et 2 l'emportent sur le groupe 5 !

Bien se nourrir

Le petit-déjeuner

Le petit-déjeuner est un repas essentiel, car même pendant le sommeil, le corps utilise de l'énergie, qu'il doit remplacer au réveil. Avec un petit-déjeuner sain, la faiblesse et la mollesse du matin disparaissent, la concentration est améliorée et tout le corps va mieux fonctionner.

La nourriture à belles dents !

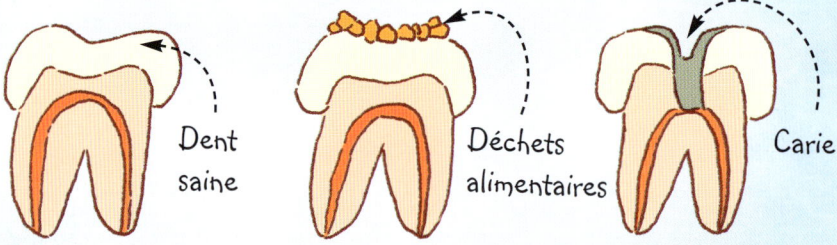

Dent saine — Déchets alimentaires — Carie

Vers l'âge de 13 ans, tu possèdes des dents d'adulte. Pour les garder la vie entière, ne laisse pas des déchets alimentaires s'incruster et finir par former des cavités, ou caries.

Brosse-toi les dents avec soin au moins deux fois par jour, surtout avant d'aller au lit. Passe la brosse de haut en bas pour déloger les aliments coincés entre les dents. Tu peux utiliser du fil dentaire. N'oublie pas de changer de brosse au moins tous les trois mois et de consulter le dentiste deux fois par an. Les boissons et les aliments sucrés ne sont pas conseillés.

N'oublie pas de frotter aussi l'arrière des dents !

Plats préparés contre aliments frais

Les aliments proposés dans les plats préparés ont subi des transformations en usine. Lors du traitement, certains nutriments disparaissent et des substances chimiques, telles que saveurs et colorants artificiels, sont ajoutées. Certains chercheurs pensent qu'elles sont mauvaises pour la santé. Les diététiciens recommandent de manger de la nourriture aussi fraîche que possible et n'ayant pas subi de traitement.

Les friandises

Les boissons sucrées, les bonbons, les glaces, la pâtisserie et les biscuits secs, ainsi que les apéritifs salés, comme les chips, sont des friandises dont il est difficile de se passer, mais qui ont peu de valeur nutritive, voire aucune, et contiennent beaucoup de sucre, de graisse ou de sel. Ils font surtout grossir. Préfère-leur les fruits.

À table ou en solitaire

Pour certains, il faut faire trois repas par jour, pour d'autres, il est préférable de manger en petite quantité tout le long de la journée. Rien n'empêche de fractionner sa nourriture en plusieurs repas, mais un régime alimentaire équilibré nécessite des repas réguliers et peu nombreux. Par ailleurs, il ne faut pas oublier le caractère social du repas pris entre amis ou en famille. C'est un moment privilégié pour se retrouver et cela pourrait les vexer si tu décidais de manger un sandwich dans ton coin.

Se bouger

Le corps est fait pour que l'on s'en serve ! N'hésite pas à marcher, à courir, à danser ou à pratiquer un sport. Un exercice régulier rend plus alerte et moins angoissé. Il permet également de mieux dormir et prévient un grand nombre de maladies, dont celles du cœur et la dépression.

La fréquence

Pour être en forme et le rester, il faut pratiquer au moins une demi-heure, voire une heure, de sport par jour. Cela semble beaucoup ? En réalité, tu peux compter le temps que tu mets pour aller à l'école, à condition que ce soit à marche soutenue, et les escaliers que tu grimpes quatre à quatre. Il faut quand même, au moins deux fois par semaine, t'exercer de manière plus intense de façon à accélérer les battements du cœur.

La patience

La musculature n'est pas la même pour tous. Certains se musclent vite, d'autres ont besoin de temps et d'autres encore ont naturellement un corps d'athlète. Muscle-toi en soulevant des poids (à condition de manger de manière adaptée), mais n'en fais pas trop tant que tu n'as pas atteint la taille adulte. Même si ta puberté tarde, sois patient et ménage-toi !

Je déteste le sport !

Pratiquer un sport est certes un bon moyen de se maintenir en forme, mais si tu n'aimes ni le sport ni la compétition et que tu manques de coordination dans les mouvements, il existe beaucoup d'autres moyens de se dépenser. Même si tu fais beaucoup de sport, il est important de varier les exercices. Tu dois renforcer ton endurance, et développer ta force physique et mentale ainsi que ta souplesse. Voici quelques suggestions pour y parvenir :

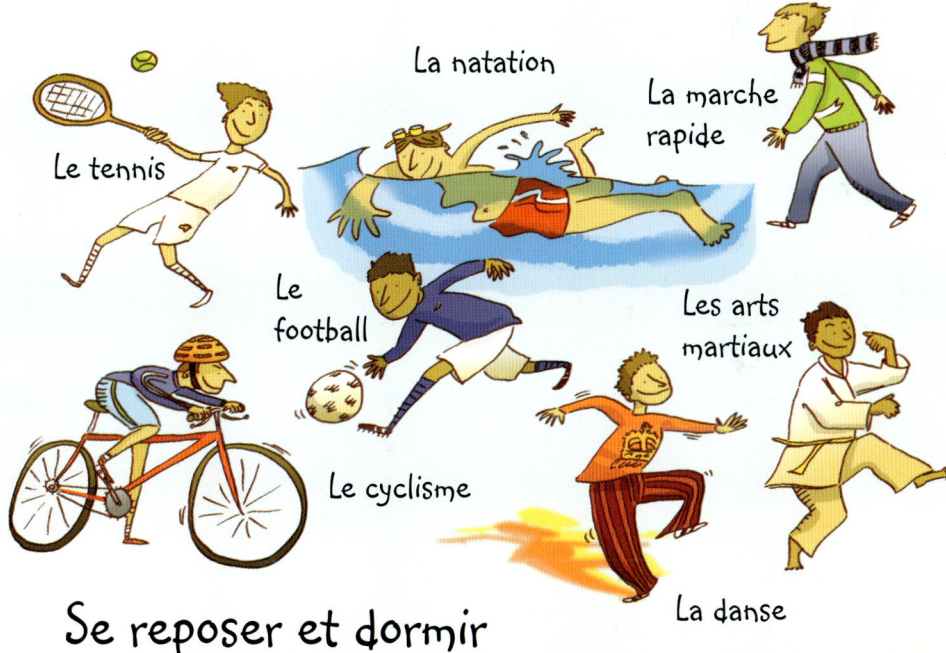

Se reposer et dormir

Pendant la période de croissance, le corps tout comme l'esprit sont tellement sollicités qu'il est nécessaire de se reposer et de récupérer. Pendant le sommeil, le corps se répare de lui-même. De plus, c'est un moment privilégié accordé aux rêves, lesquels permettent parfois d'apprendre et de mettre du sens sur les choses qui arrivent. À 8-10 ans, il faut environ 10 heures de sommeil par nuit, et environ 9 heures vers 11-15 ans.

Sentir le fauve !

En grandissant, tu transpires davantage, surtout si tu es nerveux ou si tu fais du sport. Un adulte qui transpire peut exhaler une sueur dense et malodorante. Seule une hygiène quotidienne peut t'éviter de sentir le fauve !

La sueur et l'odeur

Le meilleur moyen de se débarrasser de la sueur et de l'odeur corporelle est de se laver tous les jours. En général, après la douche, on applique du déodorant sous les bras, un produit qui tue les bactéries responsables de l'odeur, ou bien un antitranspirant, qui combat la transpiration excessive.

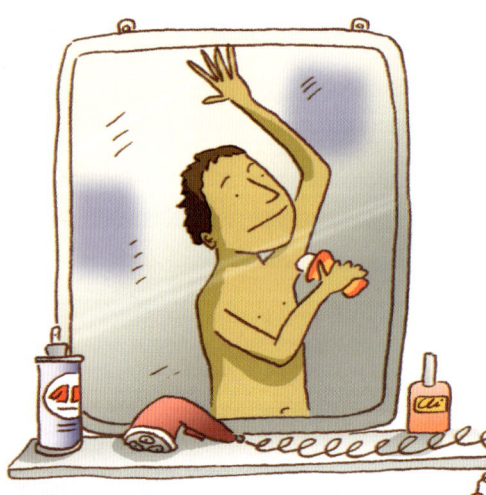

La plupart des produits déodorants sont aussi antitranspirants.

Depuis la puberté, tu as des poils sous les bras et tu dois sans doute utiliser un déodorant chaque matin pour être sûr d'éliminer les odeurs. C'est bien, mais que cela ne t'empêche pas de te laver !

À bille ou en vaporisateur

Un déodorant se présente soit sous la forme d'une bille à faire rouler sous les aisselles, soit en vaporisateur. Les deux sont efficaces. Toutefois le vaporisateur peut provoquer des crises d'allergie ou d'asthme chez les personnes sensibles, et les gaz qu'il renferme sont nuisibles à l'environnement.

Les odeurs intimes

En vieillissant, le garçon non circoncis arrive à enrouler son prépuce plus loin et à exposer son gland. Il découvre alors souvent une accumulation de smegma. Ce lubrifiant sain et naturel que tous les garçons, même circoncis, produisent quotidiennement forme une substance blanchâtre malodorante composée de cellules de peau morte et de sécrétions sébacées. Il faut laver tous les jours la région concernée. Pour cela, enroule doucement le prépuce et nettoie le gland à l'eau tiède. Tu peux utiliser un savon doux, mais n'emploie pas de gel, car, à cet endroit, la peau est très sensible.

L'hygiène et la santé

Se laver ne consiste pas seulement à se débarrasser des mauvaises odeurs. La peau est couverte de bactéries, qui, si tu les laisses croître et se reproduire, risquent de t'infecter. Les bactéries prospèrent dans les endroits chauds, sombres et poilus. Elles affectionnent particulièrement les aisselles, les fesses, les organes génitaux et les cheveux. Voilà pourquoi il faut se laver régulièrement.

Les bactéries ne se contentent pas de la peau. Elles vivent aussi sur les habits. Même propre, tu sentiras encore si tu enfiles des vêtements sales. Ce n'est pas sain et il est préférable de changer de sous-vêtements tous les jours.

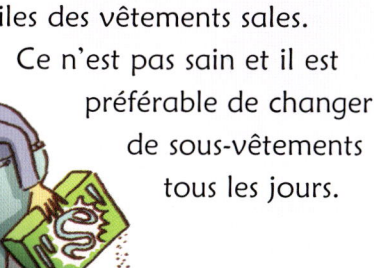

Le boutonneux !

À l'adolescence, il est rare d'échapper à l'invasion de boutons (c'est l'acné). Tu en as sur le visage, le dos et presque partout ! Tenter de s'en débarrasser ou de les dissimuler tourne souvent au cauchemar. Heureusement, tu n'es pas le seul boutonneux !

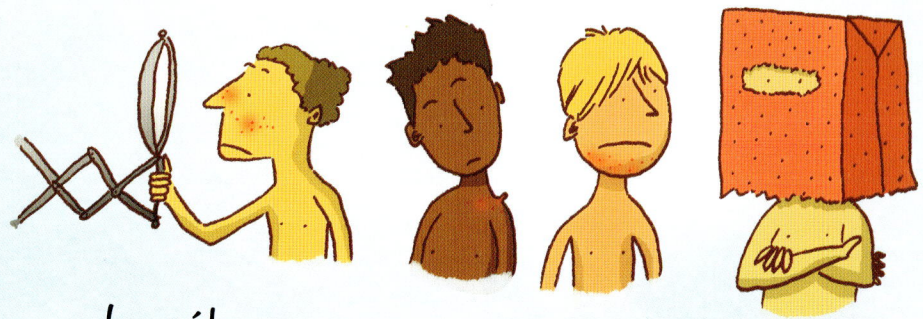

Le sébum

Chez l'être humain, la peau produit une substance huileuse, le sébum. Sans sébum, peau, poils et cheveux se dessécheraient. Mais, à la puberté, avec les variations du taux des hormones, surtout la testostérone, la production sébacée échappe à tout contrôle. Des boutons apparaissent et les cheveux graissent (beaucoup de jeunes doivent se laver les cheveux tous les jours).

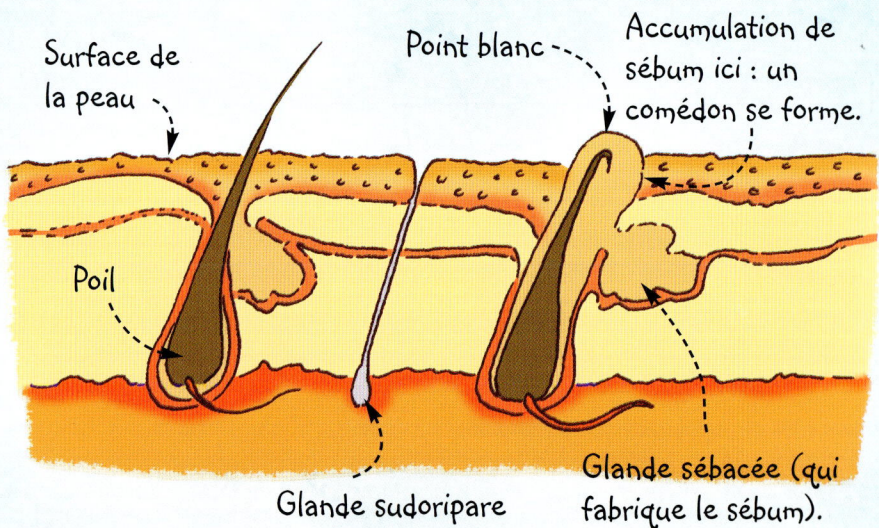

Lutter contre l'acné

L'acné n'est pas la même pour tous et chacun a son remède miracle. Voici diverses solutions pour l'éradiquer :

Deux fois par jour, lave-toi le visage à l'eau tiède et au savon antiseptique doux non parfumé. Savonne-toi avec les mains.

Tu dois toujours avoir des mains et des ongles propres. Ne perce pas tes boutons.

Emploie un traitement contre l'acné vendu en pharmacie.

Si ton acné est grave, le mieux est de demander conseil au pharmacien ou au médecin.

Mange sainement. Certains aliments peuvent être à l'origine des boutons. Mais cela n'est pas prouvé !

Dis-toi que les autres sont plus intéressés par ta personnalité que par tes boutons !

Percer ses boutons

Les médecins te répètent de ne pas percer tes boutons. Ne le dis à personne, mais voilà quelques conseils si tu passes outre !

* Commence par te laver les mains.
* Fais-le avec le bout des doigts et pas avec les ongles.
* Presse les points blancs ou noirs, mais pas ce qui est infecté.
* N'insiste pas si rien ne sort, ou juste du sang ou du pus.
* Applique toujours un antiseptique (comme de l'huile de théier).
* Lave-toi de nouveau les mains.

Les filles sont différentes

En ce moment, les filles sont le cadet de tes soucis, mais cela ne va pas durer ! Comme les garçons, les filles sont toutes différentes.

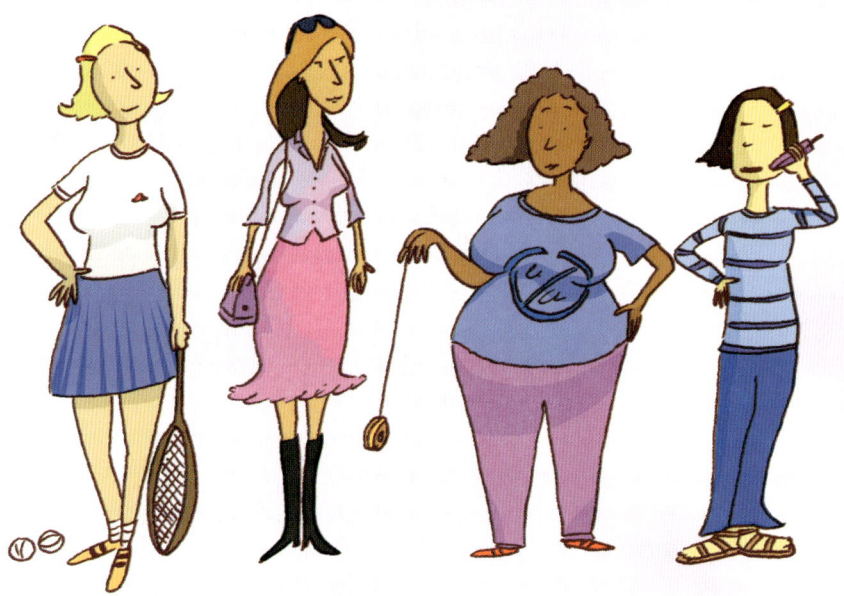

Les changements

À la puberté, les filles changent aussi et peut-être plus encore que les garçons.

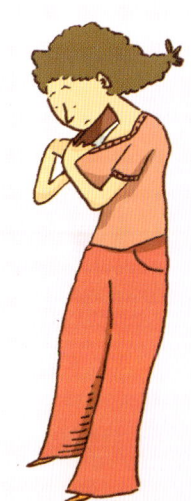

- Leur corps s'allonge et s'alourdit.
- Leur poitrine se développe.
- Leur bassin s'élargit.
- Leur visage s'allonge.
- Leur voix devient un peu plus grave.
- Elles ont des poils sous les bras et autour du pubis.
- Elles transpirent davantage.
- Leurs cheveux et leur peau graissent.
- Leurs organes sexuels se développent.
- Elles ont leurs règles.

Les hormones encore en cause

En ce qui concerne la puberté, la fille et le garçon subissent des transformations de la même façon, quand le cerveau libère les hormones concernées. Mais, à la place des testicules, la fille possède des ovaires. Un ovaire renferme des ovules, les cellules reproductrices femelles, et produit des hormones sexuelles. Tout comme les androgènes chez le garçon qui devient un homme, ces dernières sont responsables du changement de l'aspect physique de la fille, qui devient une femme.

En moyenne, une fille débute la puberté quelques mois avant le garçon. Pendant quelque temps, elle est plus grande que le garçon du même âge, mais, en général, sa croissance finit plus tôt. Chez elle, la puberté mène à la faculté de procréer, de mettre un enfant au monde. À l'instar du garçon, elle est de plus en plus attirante.

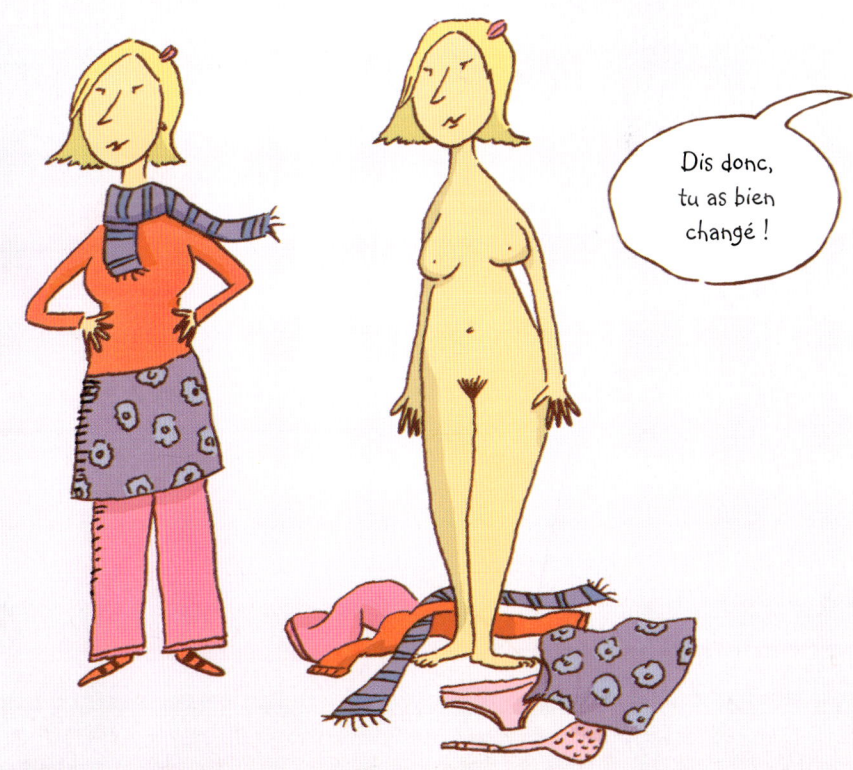

Dis donc, tu as bien changé !

La puberté chez la fille

À la puberté, chez la fille, quelques-uns des changements les plus essentiels se produisent à l'intérieur du corps. Il abrite les organes sexuels destinés à la conception d'un bébé.

Les organes sexuels d'une fille se trouvent dans le bas du ventre.

Les organes sexuels féminins

La fille possède deux ovaires, deux trompes de Fallope, un utérus et un vagin, qui se développent au fur et à mesure de sa croissance physique.

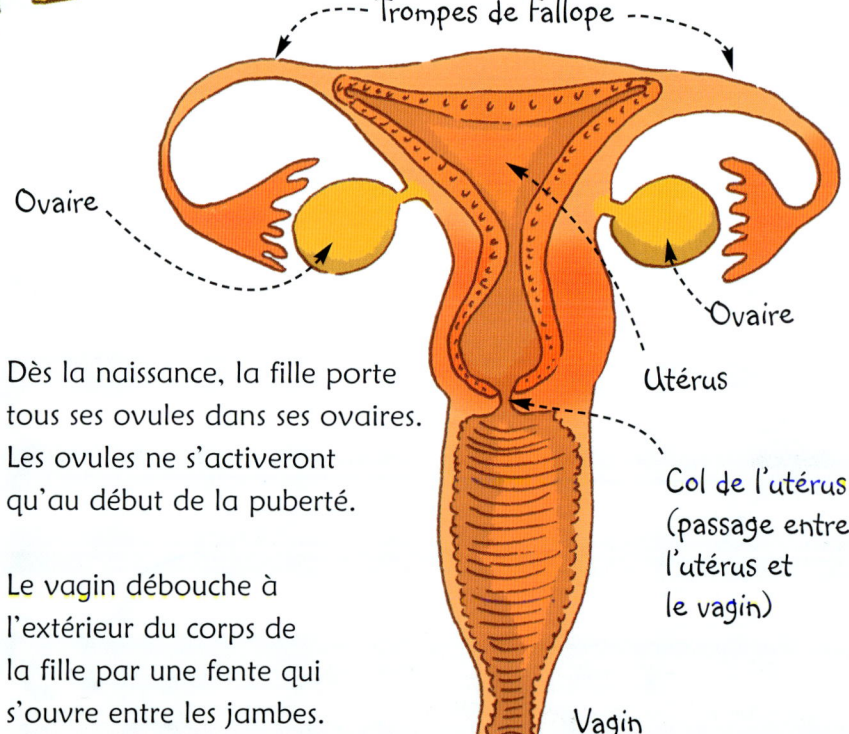

Trompes de Fallope

Ovaire

Ovaire

Utérus

Col de l'utérus (passage entre l'utérus et le vagin)

Vagin

Dès la naissance, la fille porte tous ses ovules dans ses ovaires. Les ovules ne s'activeront qu'au début de la puberté.

Le vagin débouche à l'extérieur du corps de la fille par une fente qui s'ouvre entre les jambes.

Les règles

Approximativement une fois par mois, chaque ovaire libère un ovule dans la trompe de Fallope la plus proche. Pendant ce temps, la paroi de l'utérus s'épaissit. Ainsi, s'il y a fécondation dans la trompe entre un ovule et un spermatozoïde, l'embryon pourra s'implanter dans la paroi de l'utérus et se développer.

Sans fécondation au bout de quelques jours, l'ovule dégénère. Puis le revêtement de la paroi de l'utérus, composé surtout de sang, se désagrège et s'évacue par le vagin. Ce sont les règles, ou flux menstruel, ou menstruation. Chez la fille qui n'est pas enceinte, les règles surviennent plus ou moins tous les 28 jours.

Vivre avec les règles

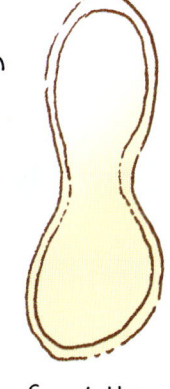

Tampon

Serviette hygiénique

Le saignement, plus ou moins abondant, dû aux règles peut durer jusqu'à sept jours. Pour l'absorber et ne pas tacher ses habits, la fille introduit un tampon dans son vagin, ou fixe une serviette hygiénique sur le fond de sa culotte. Elle change le tampon ou la serviette environ toutes les deux à quatre heures.

Pour une fille, avoir ses règles fait partie du cours naturel de la vie. Cela ne doit pas l'empêcher de mener à bien ses tâches quotidiennes, même si elle ne se sent pas très bien pendant quelques jours. Un peu avant les règles, il arrive souvent que certaines filles se sentent faibles et fatiguées. Les hormones sont responsables de cet état dit syndrome prémenstruel (SPM).

Un corps de femme

Les organes sexuels externes de la fille sont presque invisibles. Mais, comme ceux du garçon, ils se développent pendant la puberté. Eux aussi sont sensibles. Ils forment la vulve.

La vulve

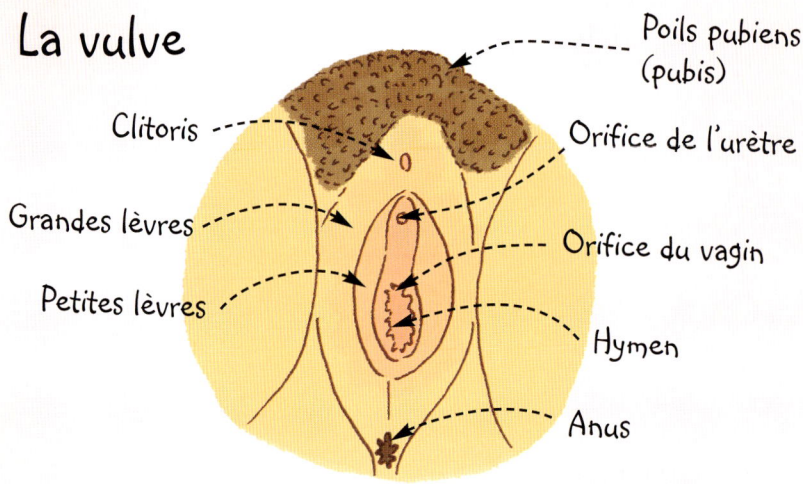

La vulve est une fente bordée d'épais replis de peau dits grandes lèvres. À la puberté, elle se couvre de poils. Les grandes lèvres renferment les petites lèvres.

En haut de la vulve, là où les petites lèvres se rejoignent, se trouve un organe en forme de petit bourgeon, le clitoris. Chez le fœtus mâle, encore dans le ventre de sa mère, cet organe devient un pénis. Comme le pénis, le clitoris est sensible au toucher.

L'orifice du vagin est élastique, ce qui permet d'y insérer un tampon, d'accueillir le pénis lors du rapport sexuel ou de mettre au monde un enfant. Parfois, l'orifice vaginal est recouvert d'une fine membrane de peau, l'hymen. Il arrive que celui-ci se déchire quand la fille est encore jeune, surtout si elle fait beaucoup de sport. Avec l'âge, il disparaît complètement.

Proches de la vulve

Un peu en dessous du clitoris, il y a un minuscule trou par où sort l'urine : c'est l'orifice de l'urètre, qui, bien que situé près de la vulve, ne fait pas partie des organes sexuels.

Un autre orifice, l'anus, par où sortent les selles quand on va aux toilettes, est aussi près de la vulve, mais n'en fait pas partie.

La poitrine et le soutien-gorge

Souvent, le premier changement que le garçon remarque chez la fille est sa poitrine. Les seins offrent diverses fonctions : après la naissance, du lait sort des tétons maternels afin d'allaiter le bébé, mais ils sont aussi attirants et sensibles au toucher.

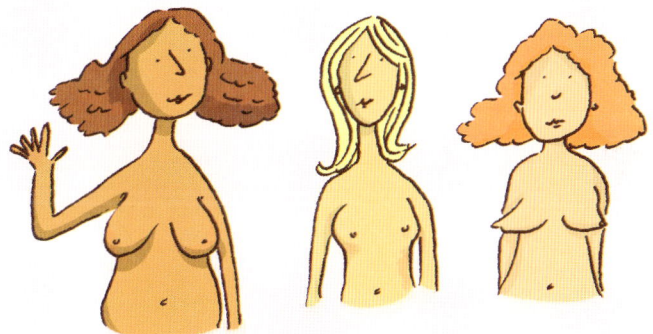

Les seins peuvent être plus ou moins lourds et de formes diverses. Quand la fille se déplace, ils bougent. Ils ont besoin d'un maintien, d'où le port du soutien-gorge. Il en existe de toutes sortes. La taille dépend du tour du buste, indiqué par un nombre, et de la profondeur de la poitrine, ou bonnet, exprimée en lettres.

Une vie d'adolescente

Garçon ou fille, l'adolescent s'inquiète de la même manière des changements physiques qui se manifestent à la puberté.

Elle se rase !

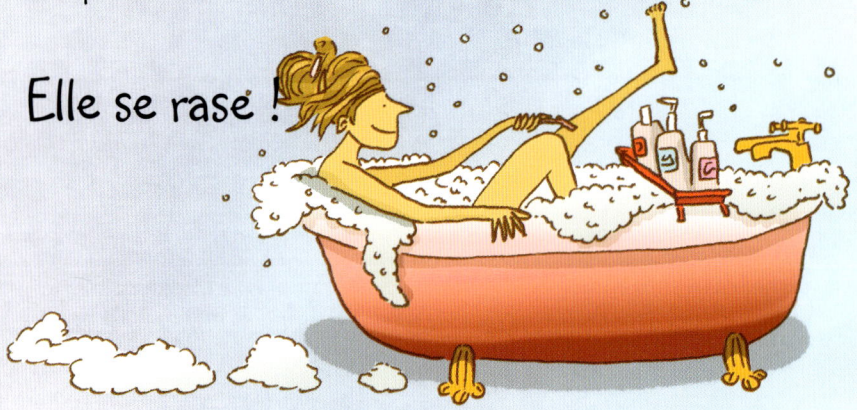

Au contraire du garçon, le visage de la fille ne se couvre pas de poils, mais, comme lui, une certaine pilosité apparaît en d'autres endroits. Beaucoup de filles se rasent sous les bras et sur les jambes, ce qui est plus facile que de se raser une barbe naissante. Certaines se rasent aussi les poils pubiens afin qu'ils ne dépassent pas de leur maillot de bain. À la place du rasoir, la fille dispose de crèmes dépilatoires ou de cires.

Dans l'intimité

À mesure que la fille grandit, son vagin sécrète un liquide lubrifiant qui lui permet de s'autonettoyer. Cela peut paraître repoussant au début, mais c'est tout à fait sain et naturel.

Par ailleurs, à l'instar du garçon, la fille fait parfois des rêves érotiques et peut se masturber. En frottant son clitoris, elle ressent une excitation qui entraîne une augmentation du liquide lubrifiant dans son vagin et peut l'amener à avoir un orgasme. Mais comme elle n'éjacule pas, elle ne laisse pas de traces de sperme.

L'image de soi

L'image de perfection féminine renvoyée par les médias perturbe souvent les filles, et parfois même lorsqu'elles sont encore jeunes. Elles se trouvent trop grosses, leur poitrine est trop menue ou trop volumineuse. Cette vision négative d'elles-mêmes les obsède jusqu'à déprimer ou souffrir de troubles alimentaires. Les garçons ne ressentent pas autant de pressions.

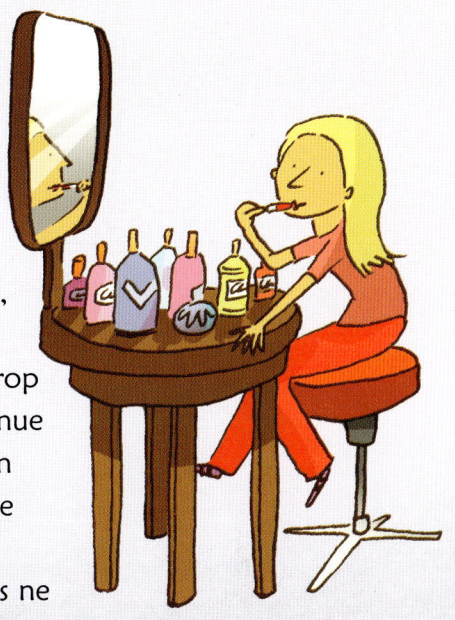

Les peurs des parents

Les filles seraient plus aptes à se faire des amis et à communiquer avec les adultes que les garçons. S'il est vrai que, en général, leur puberté débute plus tôt et qu'elles paraissent physiquement et mentalement plus matures, leur vie n'en est pas pour autant facile. Elles sont parfois plus timides, surtout avec les garçons. Toutefois, elles peuvent, comme eux, tyranniser leurs camarades. Elles se font des crasses, ne s'adressent plus la parole ou se bagarrent.

Les parents sont plus stricts avec elles, par peur qu'elles soient blessées ou tombent enceintes, et ils les privent plus souvent de sorties ou leur demandent de rentrer plus tôt.

Les pièges de la vie

Ces deux pages présentent quelques-unes des situations graves auxquelles les adolescents peuvent être confrontés.

Les drogues

Qu'elles soient légales, tels alcool et cigarette (avec sa nicotine), ou non, comme cannabis, cocaïne, ecstasy, LSD et héroïne, toutes ces substances sont toxiques et dangereuses pour la santé. Elles peuvent détruire le corps et l'esprit de celui qui en consomme. N'essaie jamais une drogue pour faire comme les autres, d'autant plus que les réactions à ces produits diffèrent selon les individus ! Il existe des drogues, comme l'essence à briquet, la colle et divers produits présentés en aérosols, qui tuent à la première utilisation. Il est facile de devenir dépendant d'une drogue et difficile d'y renoncer. Cette accoutumance isole des autres et ruine la santé et toute perspective d'emploi.

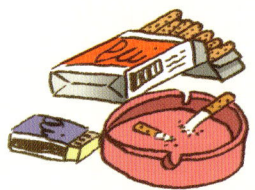 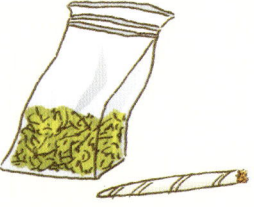 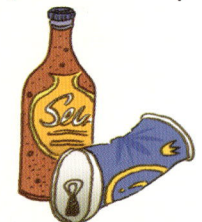

✱ Quelqu'un qui fume beaucoup peut en mourir.

✱ Déprime et cannabis sont souvent liés.

✱ Consommer trop d'alcool détériore le cerveau.

Le harcèlement

Il est fréquent qu'un adolescent harcelé n'en dise rien. Il faut au contraire en parler avec un adulte de confiance. Il saura donner de bons conseils sur la conduite à tenir et même faire cesser cette situation. Personne ne mérite d'être harcelé, et ce n'est pas ta faute !

Une sexualité sans risque

Les moyens de contraception actuels permettent de pratiquer une sexualité libérée de la crainte de mettre sa partenaire enceinte, mais, pour autant, tout risque n'est pas écarté. Les maladies sexuellement transmissibles, ou MST, peuvent même être mortelles. Soignées tôt, la plupart guérissent, mais certaines sont plus graves que d'autres. Ainsi, le sida, ou syndrome d'immunodéficience acquise, provoqué par le virus de l'immunodéficience humaine, ou VIH, s'attaque au sang, entraînant un effondrement des défenses naturelles. Une infection bénigne devient alors mortelle. Il n'existe aucun vaccin. Une utilisation correcte du préservatif est le seul moyen de protection contre la plupart des MST et du VIH.

Le droit de dire non

Il arrive parfois que des gens forcent des enfants à faire des choses illégales ou qu'ils n'ont pas l'âge de faire, comme se droguer ou avoir des relations sexuelles. Si quelqu'un te touche d'une manière sexuelle ou te force à faire quelque chose qui ne te plaît pas, dis-lui d'arrêter. Personne, qu'il ait ton âge, que ce soit un adulte que tu connais ou un inconnu, n'a le droit d'abuser de toi : tu dois dire non ! Confie-toi immédiatement à un adulte en qui tu as confiance et raconte-lui ce qui s'est passé.

Un adulte qui éprouve une attirance sexuelle pour un enfant est un pédophile. Certains pédophiles agissent sournoisement en se servant d'Internet, où ils se font passer pour un jeune qui cherche à rencontrer d'autres enfants de son âge. Ne te fie pas à n'importe qui.

Index

acné 5, 36-37
aisselles 10, 11, 34, 35, 38
aliments 28-29, 30, 31, 32, 37
amis 4, 24, 27, 45
androgènes 15, 39
barbe 10, 11, 12
bébé 16, 17, 26, 40, 41, 42
bourses, voir scrotum
boutons, voir acné
cerveau 14, 15, 20, 27, 39
cigarette 46
circoncision 22, 35
clitoris 42, 44
contraception 17, 47
dents 28, 30
déodorant 5, 34
drogues 46, 47
éjaculation 16, 19, 21
érection 20-21, 22, 23
exercice physique 32-33
fantasme, voir rêve érotique
fécondation 16, 26, 41
fille 7, 9, 15, 38-45
fumer, voir cigarette
gay, voir homosexualité
gland 18, 22, 35
grossesse 26, 41
harcèlement 45, 46
homosexualité 25
hormones 14-15, 20, 24, 27, 36, 39, 41
identification 27
larynx 8-9
maladies sexuellement transmissibles 47
masturbation 21, 25, 44
moustache 10, 12
mue 8, 9, 15
muscles 6-7, 32
organes génitaux 18, 35, 42
organes sexuels 18, 38, 40, 42
orgasme 21, 44
os 6, 15, 28
ovaires 39, 40, 41
ovules 16, 39, 40, 41

parents 7, 24, 45
pédophiles 47
pénis 5, 11, 16, 17, 18, 19, 20, 21, 22-23, 42
poids 4, 29
poils 4, 5, 10-11, 12, 13, 35, 36, 44
poitrine 7, 11, 15, 38, 43, 45
pomme d'Adam 8
poussée de croissance 6
préliminaires 16
prépuce 18, 19, 22, 35
préservatif 17, 47
puberté 3, 4, 16, 26, 29, 39, 40, 44
raser (se) 12-13, 44
règles 38, 41
rêve érotique 25, 44
sang 13, 14, 15, 20, 37, 41, 47
scrotum 10, 18, 19, 23
sébum 36
seins 7, 15, 43
serviette hygiénique 41
sexualité 3, 16-17, 26, 27, 42, 47
sida 47
smegma 35
sommeil 14, 21, 32, 33
soutien-gorge 43
spermatozoïdes 5, 16, 17, 18, 19, 20, 21, 26, 41
sperme 15, 16, 17, 18, 19, 20, 21, 26, 44
sueur, voir transpiration
syndrome prémenstruel 41
tampon 41, 42
testicules 5, 14, 15, 18, 19
testostérone 14, 15, 36
tétons 10, 43
transpiration 5, 34, 38
trompes de Fallope 40, 41
urine 19, 43
utérus 40, 41
vagin 16, 40, 41, 42, 44
verge, voir pénis
VIH 47
voix 5, 8-9, 15, 38
vulve 42, 43

© 2006 Usborne Publishing Ltd., Usborne House, 83-85 Saffron Hill, Londres EC1N 8RT, Grande-Bretagne. © 2007 Usborne Publishing Ltd. pour le texte français. Le nom Usborne et les marques déposées d'Usborne Publishing Ltd. Tous droits réservés. Aucune partie de cet ouvrage ne peut être reproduite, stockée en mémoire d'ordinateur ou transmise sous quelque forme ou moyen que ce soit, électronique, mécanique, photocopieur, enregistreur ou autre sans l'accord préalable de l'éditeur. Imprimé en Chine.